FRIDA STEIN

und neu beginnt das Leben

Erfahrungsbericht Burnout

Alle im Buch vorkommenden Personennamen sind fiktiv.

FRIDA STEIN
und neu beginnt das Leben
Erfahrungsbericht Burnout

1. Auflage 2023
ISBN 978-3-907147-32-0

Umschlagfoto: Tochter Mica
Umschlaggestaltung: Corinna Öhler
E-Mail: fridastein3@gmail.com
Lektorin: Ulrike Moshammer
Korrektorat: Marlis Boeschenstein (im Verlag)
Druck und Vertrieb: BoD – Books on Demand, Norderstedt
Herstellung und Verlag: Publishing Partners, Biel-Bienne, Schweiz

»Dieses Buch war wie Medizin für mich.
Es hat alle meine Sinne aktiviert.«

Edu M. (Betroffener)

Danke

meinen irdischen und himmlischen Engeln,
die mir durch diese Krise geholfen haben.

FRIDA STEIN

und neu beginnt das Leben

Erfahrungsbericht Burnout

Publishing Partners

Inhaltsverzeichnis

Die Geschichte dieses Buches

Vier Jahre sind es her seit meinem Burnout, seit ich mich fallen ließ in meine Erschöpfung. Ich war damals an einem Seminar in Assisi als Assistentin dabei.

Wenn ich mich jetzt an meine Geschichte erinnere, scheint mir alles so weise eingefädelt. Im Nachhinein macht jedes Ereignis Sinn, ist jeder Mensch zum richtigen Zeitpunkt erschienen. Und auch wenn ich nur für einige Abschnitte den Titel »Wunder« gewählt habe, ist rückblickend alles ein riesengroßes Wunder.
Ohne die Verzweiflung und Dunkelheit dieser Zeit hätte ich mich nicht aufgemacht, mein Leben zu ändern. Ich habe mich ausgehalten, habe Hilfe gesucht, bin weitergegangen und habe die helfenden Hände und Hufe angenommen. Und davon gab es unzählig viele. Meine Dankbarkeit ist groß.

Letzten Sommer bin ich erneut in Assisi gewesen; ich habe viele Menschen wiedergesehen, meine alten Wunden berührt und gemerkt, wie viel sich bei mir seit damals verändert hat – und habe angefangen, darüber zu schreiben.

Ich erzähle von der Zeit ab August 2019 bis Januar 2020 – den Seminaren und meinem Aufenthalt auf dem Pferdehof in Österreich – und von den vier Jahren seit meiner Rückkehr in die Schweiz.

Im Kapitel Schreibprojekt sind Texte, die ich gegen Ende meines Aufenthaltes auf dem Pferdehof geschrieben habe.

Ich weiß jetzt: Alles im Leben hat seine Richtigkeit. Und das macht mir Mut, immer wieder.

November 2023

Vorwort

Wenn man in ein Burnout schlittert, gibt es keine Schuldigen. Stattdessen gibt es Erwartungen an uns – von unseren Mitmenschen und auch von uns selbst –, wie wir zu funktionieren haben. Ein Burnout ist eine Einladung, die eigenen Wertvorstellungen und die Lebenshaltung zu prüfen und uns zu fragen, wie wir uns in diesem stress- und leistungsorientierten Arbeitsalltag entlasten können. Dies muss von den Betroffenen, die ein Burnout erleben, sowie von unserer Gesellschaft und den Verantwortlichen in Wirtschaft und Politik angegangen werden.

Ein Burnout ist eine Erschöpfungsdepression, alle Menschen können davon betroffen sein, ob in Führungspositionen oder beim Managen des Haushalts. Bei Berufen im sozialen Bereich wie bei Lehrpersonen und im Gesundheitswesen tätigen Menschen ist das Risiko erhöht. Dies liegt unter anderem daran, dass diese Berufe emotional sehr belastend sind und ein hohes Maß an Empathie und Mitgefühl erfordern. Zudem ist der Arbeitsdruck in diesen Bereichen oft hoch.

Aus meiner Erfahrung mit Burnout-Patienten in der ambulanten psychiatrischen Pflege und in stationären Kliniken weiß ich, dass es notwendig ist, im eigenen Leben oder Verhalten etwas zu verändern, damit die Krise nicht erneut ausbricht. Veränderung kann bedeuten, die eigene Einstellung zum Leben oder zum Stressverhalten zu hinterfragen, sich zu sensibilisieren und seine Grenzen zu erkennen, zu akzeptieren und danach zu handeln. Dies ist kein lineares Geschehen, das von heute auf morgen stattfindet, sondern erfordert Bewusstsein, Achtsamkeit und Übung, um die tägliche

Praxis zu lernen. Wie es so schön heißt: hinfallen, aufstehen, Krönchen richten und weitergehen.
Es ist wichtig, sich um die seelischen Wunden zu kümmern, mit viel Vorsicht und Liebe – diese empfindliche Haut darf immer wieder gespannt werden, aber nicht überspannt, damit die Narben geschmeidig bleiben. Dazu gehört es, die Komfortzone zu verlassen und sich wieder zurückzuziehen, wenn es notwendig ist, sowie zu lernen, auf den großen Wellen des Lebens zu surfen.
Ich habe Frida nach ihrer Rückkehr im Jahr 2020 über eine gemeinsame Freundin kennengelernt und freue mich sehr, dass sie dieses Buch über ihre eigenen Erfahrungen geschrieben hat. Ich hoffe, dass es anderen, die sich in ähnlichen Krisen befinden, Mut macht.

Ich wünsche dir, liebe Frida, auf deinem weiteren Lebensweg viele irdische Engel, die dich auch in Zukunft begleiten.

Hans Portmann, Pflegefachmann für
Stressfolgeerkrankungen und Burnoutprophylaxe-Trainer

Ende August

Olivengarten

»Du hast ein Burnout«, sagt sie.
Das sind die letzten Worte, die ich in der alten Welt höre. Danach ändert sich alles.

Meine Mauern fallen, die Stöcke knicken ein, ich kann mich nicht mehr aufrecht halten. In diesem einen Moment zerbricht meine ganze Welt. Alles, woran ich krampfhaft geglaubt habe, was ich mit aller Kraft erhalten wollte, stürzt ein.
Ich habe der Seminarleiterin von mir erzählt, von meiner Arbeit, der Beziehung und meinen Kindern, und dass ich keine Kraft mehr hätte, nicht mehr könne. Habe mir selbst kaum geglaubt. Sie nimmt mich ernst. Kennt mich schon seit Jahren, ich vertraue ihr blind. Und so setzen ihre Worte einen Prozess in Gang, der schon längst bereit ist.
Vielleicht hätte ich mich ohne dieses Gespräch noch weiter gepusht. Ich wusste zwar, wie kraftlos ich war, wie dünnhäutig, mutlos. Gefangen in mir selbst. Verzweifelt auf der Suche nach Auswegen, die ich aber nicht fand.
Bis zum großen Bruch im Olivengarten des Klosters in Assisi.
Dankbar dieser Frau, dem Ort, dem Leben – und mir.

Fallen

Zulassen. Endlich.
Jetzt kommt die große Dunkelheit, der große Schmerz.
Ich bin allein und spüre nichts um mich, nur diese immense Verzweiflung in mir, tief in meiner Mitte. Trümmerhaufen. Mein Leben scheint so sinnlos. Bin vollkommen bodenlos. Ich habe versagt. Nichts ist mehr da. Ich konnte es nicht halten. Und bin doch so bewusst durchs Leben gegangen. Verstehe nichts.
Von meinem Mann und zweien meiner Kinder kommen nur For-

derungen. Sie verstehen mich nicht, sind selbst überfordert. Mir fehlt der Rückhalt der Familie. Allein.
Ich falle, falle jeden Tag tiefer ins unendliche, schwarze Loch. Nur manchmal blitzt ein Lichtstrahl auf, und ich weiß, es gibt noch etwas außerhalb dieses Lochs. Und das hält mich am Leben.
In dieser Zeit nimmt sich ein befreundeter Familienvater das Leben. Es muss noch viel, viel dunkler um ihn gewesen sein, ohne Lichtstrahl.

Erwachen

Wenn ich am Morgen aufwache, möchte ich nicht. Ich möchte nicht wach sein. Nicht mein Leben sehen. Möchte mich zurücklullen in die Nacht. Nicht dieses Dunkel spüren, die dunkelgrauen Wolken, die mich vom lebendigen Leben trennen.
Möchte nicht wissen, dass alles kaputt ist.
Zu groß ist der Schmerz.
Zu groß ist die Scham.

Wunder

Ich bin weit weg von zu Hause. Und das ist gut so. Habe hier viel Hilfe, die Kraft des Ortes, die Kraft der Gruppe und Menschen, die mich unterstützen.
Das Seminar hier in Assisi geht zu Ende. Als Assistenz habe ich angefangen, als Teilnehmerin höre ich auf. Erschöpft, entmutigt, enttäuscht. Nach Hause fahren kann ich nicht. Wohin jetzt?
Ich bin verzweifelt.
Und inmitten davon ein Wunder: Ein Teilnehmer-Ehepaar lädt mich ein, mit ihm mitzufahren. Fünf-Tage-Reise zum Schweigeretreat ins Burgenland, Österreich, dieselben Seminarleiter. Ich

sitze hinten drin in ihrem Auto wie ein ölverklebter Pudel, froh, in Menschennähe zu sein.
Und sie halten mich aus.
Mein Gott, wie bin ich dankbar!

Freischaufeln

Ich rufe in der Schule an, versuche zu sprechen, zu erklären, was ist. Die Tränen verdecken die Worte. »Wer ist am Telefon?«, fragt die Sekretärin. Wo wir uns doch schon Jahre kennen! Das jetzt nach außen zu benennen, was ist, erschüttert mich, schmerzt, beschämt mich. Dazu stehen kann ich kaum, bin mittendrin. Ich versuche, klarer zu reden, damit sie versteht, dass ich nicht arbeiten kommen kann. Dass ich ein Burnout habe. Dass es mir sehr, sehr leidtut.
Die Sprechstunde mit meinem Hausarzt kann ich telefonisch machen. Er versteht und stellt mich von der Schule frei, ohne mich zu sehen. Einfach im Vertrauen. Das ist Balsam. Hält mir die Steigbügel für meinen Heilungsweg. Mehr als meine Familie.

September

Hoffnungsschimmer

Schweigeseminar. Froh, muss ich nicht reden.
Ich halte mich kaum aus. Keine Lebensfreude, immer dieses Dunkelgrau in dunkelgrau um mich herum, das mich abschottet von der Außenwelt. Tagelang weine ich, raffe mich immer wieder auf, am Seminar teilzunehmen. Etwas anderes habe ich nicht. Fühle mich schrecklich.

Atemsitzung. Die afrikanischen Trommeln holen mich ins Leben, direkt. Singende Stimmen rufen mich, ich sehe mich im heißen Sand in einer afrikanischen Schule. Leben! Leben! Leben, du bist zurück! Meine Freude ist unbändig, mein Herz ist offen, ich könnte die ganze Welt umarmen. Tanze, meine Füße springen, ich will nie mehr aufhören. Endlich wieder!
Die Mutterlöwin leckt mich, ich lehne an ihr. Kraft und Frieden. Und dann geht der Vorhang zu dieser Welt wieder zu.

Wie ein Schlag in die Mitte, von Neuem die Wolken, grau in grau, zusammen schwarz. Ich habe gehofft, es sei vorbei, das Dunkel, ich sei durchgegangen. Bin wieder umschlungen von Angst, Verzweiflung, Leere. Doch gibt mir dieses Erlebnis Kraft, weiterzugehen durch den Tunnel. Denn ich weiß wieder: Diese Freude, diese Lebendigkeit sind Teil von mir. Und sie warten auf mich.

Gehmeditation

Ganz langsam. Meine Füße im feuchten Gras. Sie kommen an, auf der Erde. Nicht vorwärtskommen, sondern da sein. Darum geht es. Doch will ich da sein, da, wo ich bin? Mit all dem Dunkel, der Verzweiflung? Diesem unendlichen schwarzen Loch, diesem ununterbrochenen Schmerz?

Ich will nicht und bin trotzdem da. Ich nehme an – und falle immer tiefer, immer tiefer in mich hinein, getragen von der Gruppe, getragen von der Erde. Wahrnehmen, sonst nichts. Die Tränen, die Leere, die Sonne, den Wind.
Unten auf der Wiese grasen Pferde. Ich schaue immer wieder hin. Sie ziehen mich magisch an – Ruhe, Frieden, Kraft, verbunden und ganz bei sich.

Wunder

Ende auch dieses Seminars. Viel losgelassen, Tränen, Schmerz, Bilder. Ich plane die Rückfahrt in die Schweiz, buche den Flixbus.
»Du kannst so nicht reisen, Frida«, sagt die Seminarleiterin.
Ich weiß, sie hat recht. Doch was dann? Wohin mit mir? Die Leute gehen schon. Panik.

Eine Seminarteilnehmerin wohnt auf einem Pferdehof mit Gästejurten. Oh, da will ich hin. Für ein paar Tage ist es möglich, am Wochenende sind dann die Jurten voll. Ein Anfang mal. Gut, sehr gut. Sehr, sehr gut. Jubel!
Ich muss nicht denken, kann auch nicht; eine Freundin meldet mich bei einem Arzt in Wien an und besorgt mir Sitzungen bei einem Heiler. Wien ist eineinhalb Stunden vom Hof entfernt, weit für mich. So darf ich für die Wienertage bei einer anderen Teilnehmerin übernachten.
Und wieder kann ich mitfahren, auf den Hof, dieses Mal nur eine Autostunde weit entfernt. Oh, wie spielt das Leben doch so wunderbar! So viele Engel auf meinem Weg, so viel Hilfe! Unendliche Dankbarkeit.

Auf dem Hof

Ich ziehe in meine Jurte ein. Taufe sie später Amata, die Geliebte. Die Hof-Oma spricht Steirisch, das erstaunt mich. Ich glaubte, ich wäre im Burgenland. Wir sind hier also in der Steiermark, der Heimat meiner Mutter. Wurzeln. Wie sinnig!

Ich pendle zwischen meiner Jurte und der Gemeinschaftsküche hin und her. Zwischen ›ganz für mich sein‹ und ›unter Menschen‹. Es ist ein offener Hof, viele Menschen kommen her. Ich probiere mich aus unter ihnen, beginne scheu, von mir zu reden, und erfahre Geschichten, die meiner ähneln. Es beginnt sich irgendwas in mir zu richten. So daneben, so entfernt von allen, bin ich doch nicht, es gibt ein Leben nach dem Burnout.

Und immer wieder die Pferde. Morgens schon, beim ersten Gang zur Toilette, stehen sie um die Futterraufe, schauen auf, wenn ich vorbeigehe. Sie sind da, präsent. Immer um mich herum. Achtsam. Manchmal höre ich sie nachts schnauben und traben. Ich bin umgeben von ihnen, umgeben von Natur. Und ich kann bleiben: Die Wochenendgäste haben abgesagt, meine Jurte bleibt frei. Wieder ein Wunder.
Ich weiß nicht, wie lange ich hier sein werde.

Pferde

Heilung.
Unterwegs mit dem Besitzer und seinen Araberpferden. Immer wieder gehen wir hin, schauen, was entsteht, was sich zeigen will. Spiegelarbeit. Er kennt es, ausgebrannt zu sein. Kennt diese Leere, dieses An-sich-Vorbeileben, bis man umfällt, die Panik. Und begleitet mich hin zu den Pferden, achtsam, zum Vertrauen in sie. Ausgedehnte Spaziergänge, zwei Pferde immer dabei, quer-

waldein. Es entsteht eine Nähe zwischen uns durch die Pferde, die mich tief drinnen berührt. Verbunden mit den Tieren, miteinander, mit dem Schmerz und dem Vertrauen in mir, immer wieder ein Stück mehr.
Meine Angst vor diesen Tieren schrumpft, allmählich wage ich, allein zu den Pferden hinzugehen. Erlebe ihre Neugier, ihr Dasein, ihre Magie. Mit ihnen sein ist Heilung pur. Was sie mit mir machen, kann ich nicht erklären, es ist jenseits aller Worte.

Pendeln

Ich pendle zwischen meiner Jurte und der Gemeinschaft, pendle auch zwischen dem Hof und Wien. Zwischen sehr ländlich und sehr städtisch.
In Wien sind Kunst und Kultur, auch Arzt und Heiler, von einer Wienerin vermittelt, die ich seit Jahren aus Assisi kenne. Sie und eine andere Seminarteilnehmerin wohnen dort, nehmen mich ein Stück in ihre Welt mit rein. Viel Neues, Anregungen, Impulse – ich öffne mich, nehme auf. Und lebe ganz allmählich auf, beginne zu erwachen. Ich gehe auf und unter in der Großstadt, werde anonym. Sehr angenehm, zwischendurch.
Ich bin verliebt. Ich spüre mich wieder lebendig, prickelnd. Als Frau. Wie auferstanden. Genieße das, die Fantasien, den Energieschub, die Leichtigkeit. Meine erste Avance wird zwar grad ernüchtert – doch habe ich gespürt, in jeder Zelle, dass ich noch da bin! Auch wenn mein Verliebtsein hier schon endet, es ist Heilung. Ich lebe.
Wieder zurück in meine Jurte, in dieses Rund, in die Kleinheit, wo nur ich bin. Verdauen, triagieren. Geschützt und geborgen und mitten in der Natur. Pferde, Regen, Wind, Wärme – alles von außen lebt auch innen – ich bin immer verbunden. Auch wenn ich es nicht spüre.

Rauchzeichen

Eine Frau ruft an. Wie es mir gehe. Eine Kollegin meines Lehrerteams. Wir sind nicht an gleichen Klassen tätig. Ich mag sie gern. Wir schätzen uns. Wie wohl das tut, zu wissen, dass ich nicht vergessen ging. Auch wenn ich nicht viel reden mag. Dass jemand aus der Schule an mich denkt. Ich danke dir.

Menschen

Hier auf dem Hof bin ich parkiert, habe Zeit, viel Zeit. Und viele Menschen. Ich bin mit mir, mit den Pferden, mit den Menschen. Habe einen Ort, der für mich ein Zuhause auf Zeit wird. Auch wenn ich mich fremd fühle, mich nicht immer traue, ich zu sein, aus Angst, auch dieses Zuhause zu verlieren.
Ich bin noch immer eine Bodenlose.
Neue Bekannte, liebevoller Austausch, Wärme – ich fühle mich angenommen. Auch Spannungen, Konflikte. Die strengen mich überaus an.
Wir sind auch hier auf der Erde.
Ich bin wohl da.
Und häute mich.

Oktober

Schweizbesuch

Meine ältere Tochter besucht mich. Ob sie weiß, wie viel mir das bedeutet? Sie blieb in Verbindung seit Assisi. Ich freue mich sehr. Seit früher Jugend ist sie mit Pferden unterwegs. Sie sagt mir: »Schlangen häuten sich, wenn die Temperatur stimmt.«
Wir fahren in die Schweiz zurück, für ein paar Tage. Mein Hausarzt will mich nun persönlich sehen. Lange Zugfahrt, mit ihr geht das. Ich bleibe bei ihr, übernachte nicht zu Hause. Brauche Abstand, fühle mich wohl mit ihr.

Wir treffen uns am See, mein Mann und ich. An einem Ort, an dem wir selten sind. Neutraler Boden. Wir sind achtsam, ehrlich. Wunden beiderseits. Wir spüren die Veränderung in unserer Beziehung, nichtwissend, wohin es geht. Angst vor dem endgültigen Bruch, nach dreißig Jahren. Wir lieben uns. Und weinen leise.

Meine jüngere Tochter kommt mit Kamera, macht Stadtfotos, bleibt reserviert. Schützt sich. Wir gehen durch die Stadt, Limmatufer, Schipfe. Im Café dann kommen Tränen. Sie hat mich vermisst, plötzlich war ich weg. Sie konnte mir von ihrem Leben nicht erzählen, und ich sie darin nicht begleiten, nicht für sie da sein. Wir weinen beide.

Er wohnt jetzt in Köln, mein Sohn. Ich war bei seinem Umzug nicht dabei, bei seinem Neubeginn. Unverdaut. Ich spreche ihn am Telefon. Freundlich bleibt er, distanziert. Zu viel Schmerz in ihm und Unverständnis. Es gibt keine Berührung, ich bin traurig – doch ich weiß, dass wir im Herzen tief verbunden sind.

Aufwühlend ist es, wieder hier zu sein, wo ich herkomme. An vertrauten Orten, meine Liebsten zu sehen, und Bekannte. Erste Berührungen nach meinem Zusammenbruch vor vielen Wochen.

Schule

Sie fragen nicht nach mir, die Lehrerinnen, an deren Klassen ich gearbeitet habe. Und wo ich fehle, jetzt. Ich wünschte es mir. Sie schweigen. Das schmerzt.
Und doch, auch ich will nichts von Schule wissen. Dran zu denken macht mir Stress. Bin froh, weit weg zu sein. Weg von der Arbeit, die nicht mich meint. Und von der Anstrengung, zu genügen, obwohl die Wertschätzung nicht kommt.

Die letzten Jahre hielt ich durch, ging weiter, hab mich mit großem Einsatz reingepasst in ein Arbeitsgebiet, das mir nicht wirklich voll entsprach. Um es gut zu machen, um zu genügen. Trotz Ablehnung. Ich glaubte sogar, immun zu sein gegen Mobbing. Mit gestutzten Flügeln schwimmen lernen. Bis zum Geht-nicht-mehr.
Jetzt keine Schule – nur ich, und ich.

Wunder

»Ja, klar, kannst du.«
Wie erleichternd das ist, wie ungewöhnlich einfach.
Nach meiner Tochter kann ich bei einer Bekannten übernachten. Ich habe sie vor Jahren das letzte Mal gesehen. Es sind kostbare Tage, gute Gespräche und viel Lachen. Geschenk des Himmels. Danke, Freundin.

Wurzeln

Wundersamerweise gibt meine Mutter grad zu dieser Zeit ihr Auto ab. So fahre ich mit dem Piccanto auf den Hof zurück, bis in die Steiermark. Zu ihren Wurzeln. Und meinen.

Nach meinen Tagen in der Schweiz bin ich gestärkt. Die Menschen und die Orte geben mir Boden – ich bin verbunden, ich bin von dort. Das hatte ich im Grau der letzten Monate vergessen. In der Schweiz sind meine stärksten Wurzeln und sie sind noch lebendig, ziehen Nährstoffe und Wasser aus dem Heimatfeld. Ich fühle mich weniger bodenlos, bewege mich sicherer in der Hofgemeinschaft.

Ich habe mein Leben vor dem Burnout wieder berührt, und das gibt mir Kraft. Auch wenn ich nicht weiß, wie es weitergeht.

Prozess

Es ist nichts mehr, wie es war. Nicht mal ich. Die gewohnten Gesten, Schritte, Worte gehen nicht mehr – so bin ich irgendwie jetzt zwischen alt und neu parkiert.
Ein rohes Ei bin ich, jede Bewegung will achtsam sein. Ich kenne mich nicht, bin so zerbrechlich. Bin doch immer losgerannt, hatte Kraft, meinem Willen nachzuleben. Geht nicht mehr.
Hinspüren an eine Fremde, wer sie jetzt ist, was sie denn jetzt kann und mag. Hinspüren an meine Wahrheit, die nicht mehr strotzt vor Kraft, sondern wacklig sich ertastet. Nicht mehr können, wie ich will, und mein Wollen hinterfragen.
Schmerz und Angst sind groß. Und auch die Leere.

Was längst schon am Zerfallen war, hab ich versucht, noch zu erhalten, meinen Bildern nachzuleben. Mit ganzer Kraft. Ich bin nicht mehr und bin noch nicht und bin doch schon, doch wer?

Im Trümmerhaufen meiner alten Welt suche ich täglich, was übrig ist von mir. Das, was ich immer war und bin. Ich weiß nichts mehr – und das erschüttert mich. Bin überfordert. Mein Ich zerfällt. Oft bin ich nicht bei Sinnen, brauche Zeit, das auszuschwitzen, auszuhalten und zu weinen, viel.

Selten fühl ich mich gehalten, meistens falle ich hindurch – durch die Maschen des nicht vorhandenen Netzes.
Schmerz und Angst sind groß. Verzweiflung.

Ich kann es nicht machen, kann achtsam nur den Raum halten, damit es wachsen kann, mein neues Selbst. Zur Besinnung kommen, meine Sinne wieder als Teil von mir erleben. Annehmen, was jetzt ist. Da bin ich täglich dran, oft betrübt, doch immer häufiger auch heiter.
Und zögerlich gewinne ich Vertrauen in den Weg, den ich gehe.

Träume

Ich genieße mein Pendelleben, Jurte – Gemeinschaft, Land – Großstadt. Ich werde hier irgendwie heimisch. Und weiß doch, dass dies endlich ist. Dass etwas fehlt. Ich irgendwann wieder Fuß fassen werde, irgendwo.
Ich träume von Afrika, vom Unterrichten dort im heißen Sand.
Ich träume davon, mit einem Pferdemann zu leben, pferdenah.
Ich träume davon, mich hier zu verlieben, mir hier ein Leben aufzubauen.
Immerhin, ich träume wieder.

Jurtenwechsel

Ich ziehe um. Von Jurte 1, die ich Amata nenne, zu Jurte 2, sie nenne ich Libertà. Sie ist etwas freier gelegen, weniger umrahmt. Das passt. Freiheit.

November

Übergänge

Die Kälte ist da.

Ich grabe Kartoffeln aus und spalte Holz. Trage es zur Jurte, heize ein. Wenn ich körperlich arbeite, spüre ich mich. Es füllt meine Leere. So hat mein Tun einen Sinn. Und ich weiß, wofür ich da bin. Bis mein Rücken streikt und mich auf mich selbst zurückwirft. Ich wollte mich als Bäuerin versuchen, die ich nicht bin. Was soll ich denn mit mir? Was ist der Wert in meinem Leben? Und was der Sinn? Der neue Sinn, der, der auf den alten folgt?

Hier auf dem Hof bin ich gut eingebettet, ich kann hier nicht dauerhaft absacken. Es kommen Gäste mit ihren Geschichten, ein langer oder kurzer Austausch, ein Augenblick nur... dies sind Kontrapunkte zu meiner Stimmung, die mich oben halten.

Energiearbeit

Dass es mehr gibt, als ich sehe, weiß ich. Das ist für mich so selbstverständlich wie der Himmel über mir. Dieses Wissen war schon immer da. Jetzt ist die Zeit, es anzuwenden, zu erweitern, ganz konkret. Kurse auf dem Hof, Gespräche, Anregungen – ich probiere aus, lerne. Und folge dieser Fährte auch in Wien.
Ich weite mich.
Meine Gedanken an die Hand nehmen und ihr Gesicht zur Sonne drehen, meine Glaubenssätze ändern, Quantenheilung lernen. Mich sehr bewusst mit meiner Schöpferkraft verbinden. Und ganz konkret um Hilfe bitten, die Wesen, die um mich sind, den Himmel. Gott. Weil ich allein es nicht schaffe, und alles da ist.

Heimisch

Ich fühle mich hier heimisch, liebe die Sprache, das Steirische. Spüre die Wurzeln meiner Mutter in mir. Ich mag die Menschen. Und weiß auch, wen ich nicht mag. Und kann mich entsprechend bewegen. Heimisch, halt. Doch ich weiß auch, dass das nicht ewig dauert. Und dass das gut so ist.

Abschied

Sie schreibt mir. Ende der Zeit, der langen Zeit, der vielen Jahre. So lange war die Seminarleiterin da für mich, wenn ich sie brauchte. Begleiterin bei Geburten, physischen und psychischen.

Ich bin sehr traurig. Und sehr einverstanden.
Ein neuer Abschnitt.
Erwachsen.

Mantel

Es ist Liebe auf den ersten Blick. Jetzt muss ich mich nur schlaumachen, wie ich zu Geld komme, mitten in Wien, ohne Bares. Mein Handy hilft, der Bankberater auch – so kann ich mein geliebtes Stück erstehen.
Warm umhüllt vom Mantel mit seinen bunten Mustern, gekonnt gesetzt auf graumeliertem Grund, stolziere ich wie die Königin von Padua durch Wien. Der Mantel ist ich, ich bin der Mantel. Vollkommener Moment.
Was will ich mehr?

Einfädeln

Langsam webe ich Fäden in die Schweiz, organisiere mein Leben dort, sorge vor. Telefongespräche mit meiner Schulleiterin, der Frauenrechtsberatung. Suche einer Therapeutin und eines Zürich-Zimmers. Ich bin da und dort.

Hin und her, wie der Webstuhl.

Dezember

Schweizreise

Der Hausarzt will mich wieder sehen – also zurück in die Schweiz. Wenn er das nicht gewollt hätte, ich weiß nicht, wann überhaupt ich zurückgefahren wäre. Er versteht und unterstützt mich, sachlich, einfühlsam. Ich bin so dankbar. Ich habe Zeit, einiges zu regeln und meine Zehen erneut ins Heimatbad zu tauchen.

Diesmal wohne ich zu Hause, mit der Familie. Ich lasse mich nur zaghaft ein. Sehne mich nach unserer Wärme und habe Angst, in Altes reinzurutschen. Weil Neues noch nicht da ist. Ich bin noch dünn, die Haut fragil. Und innen drin scheu wie ein Reh. Wir tasten ab, zart, zaghaft, manchmal ungelenk. Beginn des Neuen.

Ich plane die Rückkehr in die Schweiz, den Schulbeginn im Februar. Meine Zeit in Österreich ist endlich.
Ich freue mich sehr auf meine Jurte. Stille, Feuer, Pferde und Natur. Auf die Menschen. Ich will sie genießen, diese letzten Wochen.

Der Pferdehof ist wie mein Anker in ein neues Leben – unabhängig davon, wo es ist.

Zuversicht

Nichts ist Zufall. Ich habe nicht nur Glück mit meiner Zimmersuche, ebenso mit meiner Case-Managerin, die mich handfest unterstützt. Und mit der Therapeutin, der ich vertrauen kann.

So kann es gehen. Wie genau, weiß ich noch nicht, doch ich weiß: Mit diesen Hilfen wage ich, den Weg zu gehen, der vor mir liegt.

Anstoßen

Zurück in Österreich lade ich ein: heiße Marroni, Sekt und Wein.
Anstoßen auf das Hier-Sein, und auf das Leben.
Und den baldigen Abschied?

Schweizreise

Weihnachtszeit. Ich verwerfe meine Pläne, in Österreich zu bleiben. Für diese Zeit will ich nach Hause, in die Schweiz. Bin zwar noch nicht gefestigt, den Strudeln der Familie vielleicht noch nicht gewachsen. Doch ich will sie sehen, ohne mich zu verlieren. Will ihnen nahe sein. Will neu schreiben. Bin ich bereit? Sind sie bereit?

Die Fahrt mit Mutters Auto macht mir Freude. Dass ich das kann, den weiten Weg allein fahren, stärkt mich. Mit mir unterwegs, und auf mich achten. Pause machen, wenn ich müde bin. Erwachsen sein mit mir, mir Mutter sein.
Zu Hause versuchen wir Frieden, so gut es geht. Und es ist erstaunlich schön. Und manchmal kracht's. Dann knick ich ein, flüchte, fahre irgendwo in die Natur, bleib still im Auto, hör mir zu, wärme mich, beruhige mich.

Dennoch ist es gut, jetzt hier zu sein.

Wohnung

Jetzt wird's konkret. Statt eines Zimmers findet mich grad eine Wohnung! Nein, eigentlich viele Wohnungen, befristet wegen Neubaus. Oh Wunder! Und ich darf auswählen.

Bin vollständig überfordert! Dazu brauche ich meine Freundin, bei der ich wohnen durfte. Und es ist köstlich, wie sie in die Wohnungen hineinspaziert, kurz fühlt und schnuppert – und mich so zur perfekten Wohnung führt.
Ich habe wacklige Knie. Mein Mann will nicht, doch ich gehe weiter. Bestärkt von Menschen, die mich spüren, wie meine Freundin, meine ältere Tochter, meine mediale Beraterin und einige mehr.
Mein Traum wird wahr! Eine Wohnung in der Stadt, aus der ich komme. Die meine Heimat ist. Die mir Impulse gibt. Kontrapunkt zum Leben auf dem Land. Die Distanz tut gut. Rückzugsort. Oase.

Ich werde pendeln, von der Stadt aufs Land, von Oase in Familie. Weil ich das brauche.

Januar

Innigkeit

Januar. Es ist kalt. Noch einmal für drei Wochen bin ich hier, auf dem Hof. Wir sind täglich unterwegs, die Pferde, der Pferdebesitzer und ich. Unser Zusammensein wird mir immer wichtiger, ich fühle mich innig verbunden.
Freue mich an der Nähe, die durch die Pferde zwischen uns entsteht. Bin dankbar für den Austausch, der keine Masken trägt.
Ich fühle mich wieder, farbig.

Schreibprojekt

Auch die Zeit hier wird immer inniger, und immer näher rückt gleichzeitig die Schweiz. In diesen Wochen arbeite ich an meinem Schreibprojekt. Mit meiner Freundin aus der Nachbarjurte. Es ist richtig schön für mich. Wie lustig und warm, wie wahr wir sind zusammen! Im tiefsten Innern kennen wir uns schon lange.
Und ich schreibe, schreibe täglich. Von meinem Innern und dem Außen und den Pferden.

Rückreise

Ich werde meine Arbeit im Februar wieder aufnehmen, in kleinsten Schritten. Das bedeutet Abschied. Vom Hof, den Menschen, den Pferden, der Jurte. Von dieser langen, langen Genesungszeit.
Zum letzten Mal putze ich die Jurte, schrubbe ihren Boden, beziehe das Bett neu, reinige den Holzofen. Mit einem tiefen Seufzer und großem Dank lasse ich sie los, gebe sie frei, die Libertà.

»Gute Nacht, Freunde.« Mit Tränen in den Augen singen wir, die Frau des Hofbesitzers und ich, stehen draußen vor der Küche an

einem Tischchen, rauchen dazu eine Zigarette. Abschied. Ob wir uns wiedersehen? Ob ich wiederkommen werde? Ich wünsche es mir.
Ich habe hier in meiner Krise leben dürfen, habe Wohlwollen und Wärme erfahren in dieser wichtigen Zeit meines Lebens und dafür

»Habt Dank!«

Seit meiner Rückkehr

mich vor meiner wahrheit verneigen

Weiter geht's

Es ist unglaublich viel geschehen, innen und außen. Und es wandelt sich immer noch, richtet sich ein, sucht Wege, die passen. Langsames, sorgfältiges Ändern der Richtung. Wie ein großes Schiff, bedächtig, mit Reservemotor und Hilfsbooten. Neu ausrichten, fein tarieren, den Fokus im Auge behalten, korrigieren. Bis die Ausrichtung wieder stimmt.

Ich bin schon einen weiten Weg gegangen. Und noch immer ist es manchmal für mich schwierig, anzunehmen, dass ich langsamer unterwegs bin als vor meinem Burnout. Viel mehr Ruhephasen brauche. Weniger Außen-Aktivität Platz hat in einem Tag. Und vieles, was vorher ging, jetzt stockt. Unerwartet, und trotz all meiner Achtsamkeit. Plötzlich falle ich wieder, knicke ein, kann nicht mehr. Notsignal – stopp. Wieder krankgeschrieben.

So kenne ich mich nicht. Ich bin mir neu, entdecke mich neu. Und weiß, dass dieses Mich-neu-Ausrichten nicht Verlust, sondern Gewinn ist: Ich gebe mir heute die Zeit, die ich zum Verarbeiten aller Eindrücke brauche. Vielleicht schon immer gebraucht hätte? Vieles, das ich gelebt habe, hat mir nicht gutgetan. Erkennen und Loslassen von Bildern, von Gewesenem, von ›Wie es sein sollte‹ – es blättert ab, ich blättere ab. Schmerzhafter Teil meines Erwachsenwerdens.

Ich gehe Schrittchen für Schrittchen, Hand in Hand mit meinem kleinen inneren Kind. Wir üben täglich, stets im Gespräch. Ich achte auf das leise Stimmchen, das mir zuflüstert. Und lerne abzugeben an Gott, meine geistigen Helfer um Hilfe zu bitten. Und die Menschen.

Familie

Schwierig, anzukommen. Die Familienstrukturen passen nicht mehr. Es harzt. Ich habe mich verändert. Auch für meine Familie eine Herausforderung.

Mit meiner Wohnung in der Stadt, den neuen Freunden kann ich langsam landen, hier in der Schweiz. Anfang eines neuen Lebens. Die Erfahrungen von Österreich in mir.
Allmählich schaffen wir es doch. Gemeinsame Therapiestunden mit der ganzen Familie wirken heilend, das Verständnis wächst, die Achtsamkeit. Beiderseits.
Ich wachse, kraxle aus dem Opfersumpf heraus. Stelle meine Wünsche neben die Ansichten meines Mannes, gleichwertig. Er zieht, verzögert, mit. Es ist Feinstarbeit. So kommt auch der Holzofen ins Haus, und unser Büsi, ein Tierheimkätzchen. Endlich. Seit wir hier wohnen überreif.

Loslassen. Unglaublich viel loslassen. Erwachsene Mutter von erwachsenen Kindern werden. Da ist viel Schmerz dabei. Für alle. Denn was Geborgenheit gegeben hat und Wärme, ist nicht mehr alles wahr. Triage. Lösen, um neu zu verbinden. Durch die Angst hindurch, dass wir – losgelöst – uns vielleicht verlieren. Doch im Prozess des Lösens, zwischen Sehnsucht und Wahrheit, werden wir authentisch, kommen wir uns nah. Liebe.
Dankbar bin ich für dieses Werden, dieses ›wahrer-Werden‹ unserer Beziehungen. Erwachsener, freier sind wir alle miteinander. Alle auf ihrem eigenen Weg, und doch ein wunderschönes Fünferteam. Ein Netz, das trägt, jetzt.

Wohnen

Ich pendle von Land zu Stadt und habe beiderorts mein Leben.

Die Möbel für die Wohnung kommen zu mir wie die Jungfrau zum Kinde – mit Leichtigkeit. Ich finde sie am Straßenrand, im Brockenhaus, sie liegen vor dem Haus. Und vieles baue ich selbst so, wie es mir entspricht. Wegen des Lockdowns habe ich Zeit, viel Zeit.

Ich greife alte Beziehungsfäden auf, die in diese Stadt gehören. Verbinde sie mit meinem jüngeren Leben. Einer dieser Fäden trägt besonders. Sie ist die Patin meiner Jüngsten, nach unserem Wegzug aus der Stadt haben wir uns selten nur gesehen. Nach meiner Rückkehr bin ich jeden Samstag zur Massage bei ihr. Ein unglaubliches Geschenk, ihr Wesen, ihre Hände, eine große Hilfe für mein Erstarken. Wir sehen uns gerne, reden viel, gehen spazieren, lachen – und immer ist es einfach schön. Und nährend.

In meiner Wohnung, meinem Reich, gedeihe ich und blühe, weine ich und kläre. Niemand, der was von mir möchte. Niemand, der sich einmischt. Ich und ich, mit all meinen Facetten.

Und wie durch ein Wunder stellt sich nach jeder befristeten Wohnung eine neue ein. Und alle sind durch Zufall dort, wo wir vor unserem Wegzug mit der Familie wohnten. Die vierte habe ich eben erst bezogen. Im Nachbarhaus von damals. Wieder berühren, woher wir kommen. Wurzeln, auch hier.

Arbeit

Die ersten Schritte zurück ins Schulhaus sind von Angst begleitet. Angst zu versagen. Angst, den Kolleginnen zu begegnen. Angst, wie sie auf mich reagieren. Ihr Schweigen damals verunsichert mich. Dass ihnen geraten wurde, mich nicht zu kontaktieren, ist mir zu diesem Zeitpunkt unbekannt. Mit vier Lektionen beginne

ich. Therapeutischer Arbeitsversuch, das heißt, wir sind zu zweit im Unterricht. Ich werde richtig an die Hand genommen. Ich atme auf.
Wir steigern langsam, erste Lektionen ohne Begleitung kommen dazu. Auch das geht. Zwei Wochen später ist der Lockdown da. Schule zu. Für mich perfekt – noch mehr Zeit, anzukommen, nach einem ersten Schnuppern wieder Pause. Und verdauen.

Aufs neue Schuljahr hin im Sommer habe ich andere Arbeitskolleginnen, neue Fächer. Dinge, die mir liegen, die ich liebe, die ich kann. Kreative Fächer. Und soziale Kompetenzen fördern. Da bin ich ein Fisch im Wasser, mit gesunden Flossen. Die Wertschätzung ist groß. Sie kommt üppig. Und ist gegenseitig. Das ist Wasser auf die Mühle. Ich gedeihe. Es ist viel Arbeit. Und ich habe Hilfe und Mut. Und gehe voran.
Und vorderhand ist nichts mit Afrika.

Irdische Engel

Ich bekomme so viel Hilfe. Wenn ich einsacke, mich übernehme, krankgeschrieben werde. Es nicht verstehe und mich schäme. Die Schulleiterin ermöglicht mir ein Pensum, das passt und stetig mit meinen Kräften wächst. Und Fächer, die mich freuen. Sie versucht mich bestmöglich zu stützen. Die Case-Managerin setzt sich für mich ein und unterstützt mich, wenn ich zweifle. Immer wieder. Auch in schwierigen Gesprächen mit der Schulleitung.
Mit meiner Therapeutin spüre ich genauer hin und lerne zu erkennen, wo ich in der Arbeit allzu große Schritte nehme, mich übergehe und wie ich auf mich achten kann. Auch in der Familie, wo ich manchmal fast verzweifle. Und sie hilft mir, anzunehmen, wenn ich strauchle. Schritt für Schritt. Auch das Thema Medikation kann ich mit ihr erörtern, nach anfänglicher Skepsis wechsle

ich von pflanzlichen zu synthetischen Mitteln. Ein Psychiater begleitet mich dabei in klärenden Gesprächen.

In der Selbsthilfegruppe kann ich reden, und sie nicken, ich höre zu und verstehe – das gibt mir Rückhalt, stärkt mich. Ich fühle mich verbunden. Wir sind bunt gemischt und reden doch vom Gleichen. Wertschätzender, fruchtbarer Austausch.
Und da sind Freunde, neue, alte. Die Patin meiner Jüngsten beispielsweise, die mich wöchentlich massiert und mich auch in meinen Tiefs aushält. Meine Freundin, bei der ich wohnen durfte, und ihr Kollege, der – oh wie sinnig – in einer Burnout-Klinik arbeitet. Mit meiner Freundin aus der Nachbarsjurte bin ich nach wie vor verbunden, wir reden viel und lachen gern bei langen Telefonaten. Die Gespräche mit der medialen Frau aus Wien führe ich weiter, sie helfen beim Entwirren und stärken mich.

Sie tun mir alle gut. Und ich wüsste nicht, wo ich wäre ohne sie.

Freizeit

Die Pferde bleiben mit mir, und ich mit ihnen. Kleiner Freilaufstall, vier Pferde. Jedes anders. Meine ältere Tochter vermittelt mich, nah an unserem Wohnort. Ich kann wöchentlich, im Lockdown täglich, mit einem Reitpony spazieren gehen. Mit ihm sein. Und Bodenarbeit machen. Ich lerne. Bin entschlossen, nur das zu machen, wo wir in Verbindung sind. Momentan grad üben wir zu duschen, bis es Spaß macht.

Ich lerne reiten. Nehme Stunden in Zürich. Sehr konventionell, Boxenhaltung. Zur Arbeit werden sie rausgenommen, dann wieder zurückgestellt. Muss den Spaß fürs Pferd wegdenken und danke jedes Mal dem Pferd, das mir beim Reitenlernen hilft.

»Ich möchte den Männerschritt lernen, kommst du als Frau?« So beginne ich, mit meiner jüngeren Tochter Salsa zu tanzen, sie Mann, ich Frau. Bald schon steigt sie wieder in ihr Niveau um, wieder Frauenschritt. Doch ich bin angedockt. Tanze weiter. Auch im Frauenschritt. Ich liebe diese Leichtigkeit. Anfangs scheu mit fremden Männern, genieße ich jetzt die Verspieltheit, die körperliche Nähe, das Kokettieren. Klare Rollen. Tanzen – Quell der Freude und der Lebenslust!

Aussicht

Weitertanzen. Weiterpferden. Weitergehen. Aufstehen, wenn ich umfalle. Lachen.

Meditieren, Bücher lesen, Videos schauen, Nahrung, die mich auf meinem Weg stärkt. Ich erweitere mein Wissen durch Menschen, die mehr sehen: die unsichtbaren Ebenen und Wesen, die Veränderungen der Erde. Viel größer ist die Welt, als ich bisher gedacht habe. Viel stärker ist meine eigene Macht, die Kraft meiner Gedanken. Ich achte auf sie, sie sind ein wichtiger Schlüssel für mein Wohlbefinden. Und ich achte auf mich, meine Zartheit, meine Möglichkeiten, meine Grenzen. Ich erschaffe meine Welt, so einfach das tönt, so wahr ist es. Die Tür ist offen, ich gehe hinein in diese neue Welt, immer mehr.

Wir gehen weiter, ich und mein Mann. Beide den eigenen Weg, und den gemeinsamen. Wir lieben uns. Es ist noch Arbeit, wir sind noch mitten im Prozess. Und suchen Formen, wie wir unsere Liebe in Frieden leben können. Wollen aus unserem Haus zwei Wohnungen bauen. Beide ihr Eigenes, und doch nah zusammen. Ich brauche mein Reich, wo niemand ist. Die sichere Stille, die unumstößliche Leere. Wir sind dran. Und lassen geschehen.

Ich bin sechzig. Es bleibt noch Zeit bis zur Pensionierung. Zeit, zu üben, in der Schule ich zu sein, mein Maß zu leben. Auch wenn es strudelt. Und auch wenn ich meine Arbeit liebe und Wertschätzung erhalte. Schuster, bleib bei deinem Leisten. Egal, was andere tun und wollen. Und doch verbunden bleiben mit dem Team.

Ich will Meines zu den Schülern bringen, sie erkennen, Ihres stärken, in klaren Grenzen, Freude leben und uns genießen.

Ich freue mich drauf. Ich bin dran und ich bin zuversichtlich – so lass das Leben die Geschichte schreiben, Hand in Hand mit mir.

Und vielleicht, vielleicht kommt doch auch noch mal Afrika…

Schreibprojekt

Pferdehof in Österreich,
19-Tage-Projekt, Januar 2020

13.1.2020

Start

Langes Gespräch. Klarheit. In mir drin ist wieder Ordnung. Nicht alles verstehe ich, und ich verstehe alles. Es fühlt sich wieder frei an, klar. Der Wind kann wieder in jede Ecke wehen. Aufgeräumt eben.
Draußen auf dem Baum der Buntspecht. Ich habe ihm während des Gesprächs zugeschaut, wie er den Stamm entlanghüpfte, dann wieder wegflog. Wiederkam. Wunderschön, der große unbelaubte Walnussbaum vor meinem Fenster. Hier in der Pension ist Licht, offen, die Außenwelt kommt rein. Wenn ich dann in die Jurte ziehe, ist mein Raum wieder geschlossener, inniger, die Worte werden mehr von meinem Innern kommen, ich werde nicht den Buntspecht, sondern die Flammen im Ofen sehen, begleitet vom Feuerknistern.

Mein Schreibprojekt beginnt heute. Den Fokus will ich auf meine Erkenntnisse legen, auf das Gelernte, auf die Befreiung, die andauernde. Mein Gefangensein spielt sich im Raum der Erwartungen anderer ab, genauer gesagt, im Raum meiner Haltung, dass ich ihnen entsprechen müsste, und des Drucks, der daraus entsteht für mich. Im Raum des Abweichens von meiner inneren Wahrheit, indem ich so lebe, wie ich meinte, gelernt habe, es sei gut. Im Raum meiner sozialen Ader, die gesunden Egoismus als Bedrohung sieht. Jetzt werden die beiden sich verheiraten, miteinander in die Welt hinausziehen, sie sich zu eigen machen, ihre eigene Welt. Meine eigene Welt, mit meinen Füßen, meinen eigenen Schritten, einen nach dem andern. Achtsam, geduldig, vorwärts – und nachsichtig, wenn ich mal ausrutsche. Sicher und ungewiss gehe ich in dieses Feld hinein, öffne den Raum für mein Schreiben. Es hat schon begonnen.

14.1.2020

Abendessen

Wieder der Specht. Sieht grad etwas unentschlossen aus. Ob er mich spiegelt?

Ich habe gestern die Erwartungen eines Menschen nicht erfüllt. Einer Freundin, die mir wichtig ist. Hörte ihren Vorwurf, spürte die Enttäuschung, verlor für einen kurzen Moment die Orientierung, wankte – jetzt nicht in den Abgrund fallen, kühlen Kopf bewahren, im Herzen bleiben. Ich spüre die Angst, mir Wichtiges zu verlieren, wenn ich nicht genüge, nicht entspreche, dem entspreche, was andere wollen. Ich halte sie aus, diese Angst, und nehme wahr, wie eine Lähmung in mir drinnen passiert: totstellen, Schleusen zumachen, verhärten.

Er hüpft den Stamm hoch, der Specht, trägt etwas im Schnabel, findet eine Astgabel, legt dieses Etwas hinein und pickt darauf herum.

Es geschieht alles in Sekundenschnelle – und ich habe Zeit, es genau zu erkennen, hinzuschauen, aufzuschreiben. Jetzt, in diesen Tagen zwischen den beiden Welten. Ich nehme mich wieder zu mir zurück, das Reden hilft. Pflücke mich aus der Vermengung heraus, die ich zugelassen habe. Bin mir selbst untreu geworden, um zu gefallen.

Jetzt zwei Spechte, fliegen nah umeinander herum, streitend. Dann weiter auseinander, jeder auf einen eigenen Ast. So geht's.

Die richtige Nähe finden, um sich überhaupt noch zu sehen, sich selbst und den anderen. Und mir erlauben, zu enttäuschen, denn Wahrheit geht nur ohne Masken.

Pferde

Vorgestern, nach meiner Ankunft, habe ich die Pferde auf der Wiese besucht. Absolut absichtslos. Ich gehe hin, ohne Halfter, einfach zur Begrüßung. Einige sind aufmerksam, kommen mir entgegen, schnuppern. Und Tava, eine Stute, mit der mich schon Vieles verbindet, schaut zu mir, die ganze Zeit. Ich gehe auf sie zu, da weine ich. Sie löst etwas in mir. Wir sind nah, ganz nah. Im Herzen verbunden.

Heute habe ich die Absicht, Tava anzuhalftern. Sie dreht ab, bleibt aufmerksam. Ich nähere mich ihr. Sie dreht wieder ab – es scheint ein Spiel zu sein. Jetzt dreh ich ihren Hals zu mir, rede klar, halftere sie an – ich spüre dennoch ihre Freiwilligkeit. Meine Klarheit ist nicht Druck für sie, sondern deutliche Körpersprache, auf die sie eingeht. Dahin bin ich unterwegs. Einladend Klarheit finden, auf die Freiwilligkeit vertrauen, die Beziehung stärken – das ist das Ziel. Für sie und auch für mich.

15.1.2020

Verdauung

Das gestrige Erlebnis macht mich freier. Ich erkenne die vielen Male meines Falschspiels, Raubbau an meiner Seele. Von nun an zeig ich mich. Sind wir nicht alle immer von Erwartungen umzingelt? Unmöglich, sie zu erfüllen. Da bleibt doch nur, wie eine Heldin mittendrin mein Zepter führen, das Meine leben, euch nicht Eures nehmen. Es sind eure Erwartungen, sie gehören euch. Erwartungen. Ja, wohl nicht nur die von außen. Die eigenen sind die findigsten. Verkleiden sich als wohlwollende Wesen. Schwierig genug, sie zu entlarven. Und dann geht's erst los. Hartnäckig haben sie sich eingefräst in meine Selbstverständlichkeit, zählen quasi schon zum Urgestein. ›Lebensrecht!‹, schreien sie. ›Schützenswert! Es braucht uns!‹ Ich schau sie an, schaue hin, erkenne sie und lächle. Ich muss sie nicht bekämpfen, ihnen nicht gehorchen. Sie zu kennen, ist genug.

Kein Specht in Sicht, es ist schon dunkel. Er wird wohl irgendwo schon schlafen. Wie schläft der Specht?

Sie sitzt ganz in mir zurückgezogen, geborgen in einer Wandkuhle in mir drin. Ruhig, gespannt, in absoluter Sicherheit, weil sie weiß, dass ich nichts mehr zwischen uns kommen lasse jetzt, dass ich mich hartnäckig vor sie hinstelle wie eine Elefantenmama, vor meine kleine, innere Frida. So tief wahr. Eigenes vorzulesen braucht Schutz.
Die glucksende Freude von Petra, die mich beim Schreibprojekt begleitet, über meinen Text lockt meine Kleine hervor, schnuppernd, guckend. Jetzt bin ich da, mit allem. Vertrauen zwischen Menschen wächst allmählich, auch wenn schon vieles schwingt. Gerade dann behutsam sein.

Pferde

Mitten auf der Weide sehe ich die Herde stehen. Einige schauen her. Wie ein Magnet zieht Tava meinen Blick an. Ich gehe in ihre Richtung, bleibe stehen, schaue zu ihr hin. Da kommt sie mir entgegen! Das ist so schön. Einfach nur schön. Der Spaziergang mit ihr durch die reifbehangenen Bäume ist pures Glück. Wortlos, innig verbunden, zwischen uns ist keine Scheu, nur stilles Gespräch. Hund Tschikko, der Wald, die Kälte – ich brauche nichts mehr. Das sind die Zeiten, in denen mein Denken sich dem Moment hingibt.

16.1.2020

Wechsel

Heute steht mein Umzug an, Auszug aus dem sonnigen, geheizten Pensionszimmer, Einzug in die kalte Jurte. Holz zum Heizen habe ich gestern schon bereitgelegt, einen kleinen Mount Everest.

Ich sehe den Specht nicht, die Sonne blendet durch den Baum durchs Fenster in die Pension. Er wird wohl unterwegs sein. Ich grüße ihn, lasse ihn los.

Die klitzekleinen Erwartungen schaffen es, sich durch die winzigsten Ritzen Einzug in mein Tun zu erschleichen, mein Bewusstsein umgehend. Eine habe ich soeben entdeckt, mich für ihren Hinweis bedankt und liebevoll ins Licht geschickt. Wie viele schwirren wohl noch unbemerkt in mir herum? Gibt es sowas wie Mäusefallen auch für Erwartungen? Und was wäre dann der Speck darin? Fragen, die mich heute begleiten.

Pferde

Wie selbstverständlich schon ich mich mit den Pferden bewege! Vor vier Monaten war das noch ganz anders.
Rückblick: Der allererste Gang zur Weide. Mit Franz, dem Hofbesitzer. Wir reden, er fragt, ich erzähle. Er forscht, ich suche, verstehe wenig. Bin mittendrin in meiner Krise, aufgeweicht, leergelebt, ohne Ziel. Franz führt das Spiel, ich lass mich führen. Freiwilligkeit. Ein Begriff von ihm. Fühlt sich gut an. In Freiwilligkeit den Pferden zu begegnen, ist unser Anliegen.

Wir stehen da und warten. Die Pferde kommen von ganz hinten auf der Weide nach ganz vorne zu uns. Ganz nah. Einfach so. Eines knabbert Franz am Bart, ein anderes reibt den Kopf an ihm – und ich bin überrascht und innendrin zart überwältigt, dass diese großen Tiere freiwillig die Menschennähe suchen.

Später lass auch ich es zu, dass eine weiche Schnauze meinen Mund beschnuppert. Ich stehe ganz verzaubert da, es gluckst nur so in mir drin, ich könnte springen vor Freude und halte doch still diese unsägliche Nähe aus – mein erster Pferdekuss von Eros.

17.1.2020

Mutterstute

Der Speck in der Erwartungsfalle? Die Fallen selbst sind die Achtsamkeit, mit der ich mit mir gehe. Was aber ist der Speck? Und warum der Speck? Was ist mein Profit davon? Denn immerhin, ich ließ das zu bis jetzt. Der Speck ist Angst, Unsicherheit, alter Glaubenssatz, dass nur geliebt wird, wer ins Schema passt. Ins Bedürfnisschema des jeweiligen Gegenübers. Und geliebt zu werden – na klar!

Enorme Anstrengung, die Umgebung zu scannen, entsprechende Rollen zu spielen, die Liebe zu ›erkaufen‹. Erschöpfend. Der Preis ist mir zu hoch. Ich steige aus, das nimmt mir die Luft. Vorbei. Eine gewisse Anspannung bleibt noch, wie ich die Reaktionen darauf aushalte, die eigenen und die der anderen. Ich brauche nicht mehr die liebe Frida zu sein. Bin mir selbst jetzt Mutter.
Mein Sohn wird heute zwanzig. Ich liebe ihn.

Pferde

Rückblick: Ganz hinten auf der Sommerweide, die Pferde, grasend. Wir beide, Franz und ich, stehen vorne, empfangend, was geschieht. Freiwilligkeit, noch immer unser Thema. Die Pferde nähern sich, eine alte Stute, Mariatta, kommt auf mich zu. Franz ist erstaunt. Sie lebt sonst sehr für sich. »Sie ist die Freiwilligkeit«, meint er. Und lacht.

Sie geht mit uns spazieren, leicht kommt sie mit, aus freiem Willen. Am nächsten Tag steht sie schon da bei unserer Ankunft, ganz vorn beim Eingang auf die Weide erwartet sie uns. Während die Herde ganz hinten auf der Wiese grast. Was für ein Bild! Die Freiwilligkeit ist da, bevor wir angekommen sind! Auf den Spaziergang kommt sie gerne mit, ein paar Schritte nur, da sie hinkend geht, doch zurück, das will sie nicht. Herausfordernd, sie in Freiwilligkeit auf die Koppel zurückzubringen. Ohne Druck, ohne Zwang, keine Gerte, nichts.

Ich brauche Geduld, weiß nicht recht, wie, höre auf Franz, öffne den Raum in meinem Geist, kreiere das Bild, dass sie leicht kommt. Und trotzdem harzt's. Vielleicht sieht sie ein anderes Bild. Ich schwitze. Und natürlich zweifle ich, dass ich den Raum richtig öffne. Das bringt grad gar nichts. Ich denke noch: Wenn ich genauso stur wie sie bin, dann geht es. Doch nur wenn ich da bin, wirklich ganz da, entspannt mit ihr, dann geht sie weiter. Einen Schritt. Dann steht sie wieder still. Ihr irgendwie aus ihren alten Bahnen helfen? Mir irgendwie aus meinen alten Bahnen helfen!

So lehrt sie mich, ganz da zu sein. In störrischem Schneckentempo sind wir endlich wieder bei der Koppel. Geschafft. Danke, Mariatta. Gott hab dich selig.

18.1.2020

Pfad der Erkenntnis

Ich erwache am Morgen. Der Ofen ist kalt.

In die Lücke zwischen Nacht und Tag schiebt sich die Frage: Was soll ich da? Anklagend, zweifelnd. Sie bringt mir neblige Gefühle. Mich stresst die Frage. Ich hab gedacht, das sei jetzt klar, ist schon entschieden. Ich bin da zum Schreiben, um nochmals innig mit den Pferden zu sein, um meine Zeit hier abzuschließen. Ich will nicht immer wieder neu erklären, auch nicht mir selbst. Doch seit drei

Tagen schon steht sie da, die Frage, nach jeder Nacht, und schaut mir mitten ins Gesicht: Was willst du da?
Heute kann ich sie nicht mehr wegschieben, wende mich ihr zu, halte sie aus, werde weich und versuche zu hören, was sie will. Was ist die Botschaft? Will ich, was ich tue, wirklich tun? Genauer orten, mein Tun, mein Schreiben noch näher an mich heran-nehmen. Ich sein, mich schreiben. Jetzt merke ich, dass ich mich von mir weggeschrieben habe, weil ich gefallen will. Ein My nur, doch das reicht, dass diese Frage mir täglich auflauert. Sie ist ein Kompass, ausgerichtet auf mein Herz, wo ich lebendig bin. Wo meine Freude ist. Habe ich Freude?

Pferde

Nebel, kalt, vielleicht sogar ein bisschen Schneefall. Wir gehen trotzdem heute in den Wald. Es bieten sich zwei Pferde an, zwei junge Wallache. Jetzt wird's spannend. Nichts mehr gemütlich, die wollen es wissen. Ein schmaler Waldpfad, Tarian will ständig überholen, ist unruhig.
Ihm jetzt deutlich zeigen, was ich will. Ohne Wut, ohne Druck. Einfach sehr, sehr klar, und dabei in der Freude bleiben, in meiner Kraft. Das ist Arbeit für mich. Wenn ich es hinkriege, schafft er es auch. Wenn ich sicher bin, wird er es auch. Es gelingt, wir sind verbunden. Ich atme auf.
Ob ich noch eine Herausforderung wolle, fragt Franz. Der nächste Waldweg ist noch schmaler, ein Rehpfad fast, quert einen Berghang, beinah eine Gratwanderung. Und das wird es auch – das schaff ich nicht. Das junge Pferd rennt mir davon. Dreht um und ab. Das war zu viel. Ich konnte ihm die Sicherheit nicht geben. Ich habe gelernt. Und hätte ich es nicht gewagt, wüsste ich es nicht. Wir bleiben dran.

19.1.2020

Will wissen, was ist das, das Drücken

Dieses leichte Drücken auf meinem Herzen. Tu ich, was mir guttut? Plötzlich Tränen. Ich spüre Langeweile, Angst vor Einsamkeit zu zweit. Ich möchte mich verkriechen, weg in ein Nest. Wo ich entspannen kann, nur weich sein kann, ganz offen. Und wo ich gar nichts von mir will. Nicht einmal schreiben, und wenn, dann nur für mich.
Ich habe mich ausgetrickst, beim Schreiben zensuriert, in eine Form gepresst und Inhalt weggelassen. Das drückt auf meine Brust, in meinem Herzen.
Ich gehe den Bach entlang, will noch genauer wissen, was das Drücken ist. Setze mich am kleinen Wasserfall auf einen Stein. Und weine. Es ist die Freude, die mir abhandengekommen ist. Ich kann lauter schöne Sachen tun, Gutes planen, Menschen treffen. Wenn Freude nicht ist, ist nichts. Wie also kann ich in Freude sein?

Pferde

Heute mit Tarian. Ich will ihn lehren, dass er auf mein Zeichen hin sofort stehen bleibt. Und bin nicht zufrieden, wenn er es einen Schritt später tut. Dazu meint Franz: »Schau, er bleibt stehen, und das ist wichtig, dass er in die Ruhe kommt und auf dich hört. Es kommt nicht auf einen Schritt mehr oder weniger an.« Okay. Konzepte weg. Nicht die Form ist wichtig, sondern Inhalt und Beziehung sind das Zentrale. In Ruhe sein, in meiner Mitte sein, verbunden. In Freude. Und Leichtigkeit. Die Energie soll stimmen, nicht die Form.
Ich erkenne viel, mit den Pferden und mit Franz. Gemeinsam suchen, finden, formulieren, spüren und das Gesagte stehen lassen. Da entsteht eine Intimität mit ihm, die ich sonst mit Männern nur verbunden mit Erotik kenne. Neu für mich. Und wunderschön. Seine Klarheit, seine Ruhe, mit der er in Beziehung bleibt, mit Pferd und Mensch und mit sich selbst, und nicht nach Formen schaut, tun mir gut.

20.1.2020

Der Kompass ist die Freude

Das Feuer knistert.
Heute Morgen kommt die Frage nicht, was ich hier soll. Ich erwache ausgeglichen. Da hat sich gestern was gelöst. Das war auch Arbeit! Die Freude ist der Kompass, die Nadel, die sich immer wieder auf mich ausrichtet, auf meine Stimmigkeit. Ob eine Erwartung mir entspricht, entscheidet die Freude: Stellt sie sich ein, ist alles gut, und noch mehr. Sonst – nichts.
Mein Thema heute ist die Freude. Bei allem, was ich tue, sie im Fokus behalten. Immer wieder zu ihr zurück, wenn ich rausfalle, mich verspanne, mich ärgern will, mechanisch werde, Konzepten nachgehe. Nicht verbissen das mir Vorgenommene ausführen, sondern immer in der Freude sein. Innig verbunden mit meiner kleinen Frida, ganz fest. Hand in Hand. Nur so. Dann kommt die Freude.
Jetzt ist es still, das Feuer. Nur noch die Glut. Bald lege ich Briketts drauf und gehe schlafen – so bleibt es warm bis morgen früh.

Pferde

Ich habe mit Tarian geübt, gestern. Im Roundpen. Das gibt mir Sicherheit. Stehen bleiben, nachkommen – die Energie soll stimmen, nicht die Form. Es hat geklappt. Ich hab ihn longiert, mit Klarheit, ohne Druck. Sein Hinterteil, das will ich nicht, dann sag ich »Stopp!«, renne nicht mehr davon aus Angst und rette mich, sondern mache ihm klar, was gilt.

Heute, auf der Weide, kommt er mir entgegen, lässt sich halftern – das macht Freude! Er kommt viel ruhiger mit. Geht mit mir, ich mit ihm. Er will immer noch überholen auf dem schmalen Grat. »Mach dich groß«, meint Franz, »dann hört Tarian auf dich.« Ich strecke mich, wachse, brauche meine Bauchmuskeln, sehe die Welt von höher oben, voll konzentriert – und Tarian bleibt hinter mir, das gibt ihm Sicherheit. Körpersprache.

Dann wird er wieder unruhig – während ich das schreibe, geht er grad vor meiner Jurtentür vorbei – ich halte an, er bleibt stehen, leicht nervös, doch akzeptiert er's knapp – und rennt dann gleich im Vollgalopp an uns vorbei. Stress! Ich ruf noch: »Achtuuung, Fraaaanz!« Franz bleibt ruhig, achtsam schaut er Tarian zu. Der Wallach bleibt weiter vorne stehen. Was war das? Nicht grübeln jetzt, es war halt, weitergehen, aushalten. Bis ich wieder in die Freude komme und entspannt mit Tarian nach Hause trotte. Uff, wenn ich das Neue lebe, bin ich in Freude und es ist Arbeit. Wir Menschen sind nach diesem Ausflug ziemlich müde, ein Mittagsschlaf ist dran.

21.1.2020

Liebeserklärung

Draußen Stimmen. Pferde werden geholt zur Arbeit. Links von mir der Ofen, loderndes Feuer. Vor mir, durch die Jurtentür, sehe ich die Pferde im kühlen Lichtspiel der hellen Wintersonne beim Futterstand fressen. Ich sitze auf dem Eckpfosten des Bettes, genieße diese Zeit. Ich komme vom Gespräch mit Franz beim Frühstück in der Küche. Ich spüre Freude – Freude, hier zu sein, mit Petra zu lesen, mit Franz und den Pferden inmitten der Natur.
Es ist so besonders, bei Petra zu sitzen, jede in einem dicken roten Sessel, bereit für das Große: einander vorlesen, sich hervortrauen, Prickeln in der Luft, innige Achtsamkeit – heiliger Raum. Unterwegs zu Neuem auf jeder Ebene.

Ich brauche eine Knautschzone beim Schreiben. Wie der Abstand beim Fahrradfahren zum Randstein. Die Knautschzone zwischen meinem ganz Innersten – das ich vielleicht nur ins Tagebuch schreibe oder nicht mal dorthin – und dem, was ich nach außen trage. Also schreibe ich jetzt zuerst ins Tagebuch und wähle danach aus, was davon in dieses Schreiben fließt. Es ist mehr Arbeit, doch die Texte meinen nun wieder mich, sind stimmig. Und ich bin froh.

Pferde

Der Liebesgott ist zickig. Gestern hat er sich vor mich hingestellt, mit seinen großen Augen, wollte mit. Ich habe ihn gestriegelt und seine Hufe geputzt – er hat sie schön hingehalten! Eros kann das. Ich freue mich!

Und heute – Tarian hab ich schon bereit, jetzt gehe ich auf Eros zu. Er rennt davon. Ich kenne dieses Spiel und mache mit. Gefühlt nach einer halben Stunde gebe ich auf. Franz kommt herbei und halftert ihn in zwei Minuten an. Dann gehen wir los.
Frust oder Lust? Ich neige leicht zum Frust, doch was Franz mir sagt, beruhigt mich dann. Es geht darum, zu wissen, dass Eros es kann und ich es kann. Auch wenn es jetzt nicht ging, irgendwann geht es. Ja, so einfach und so klar. Das ist doch das Leben.

22.1.2020

Spiegelbild

Wie schön das ist! Das leise Knistern des Feuers im Ofen, das Blubbern des siedenden Wassers im Topf drauf, durch die Jurtentüre Sicht auf die Pferde – und ich sitze im Warmen und kann mich nicht sattsehen! Ich werde wieder lebendig. Es ist Vertrauen, achtsames, inniges Sein, wenn Eros an Franz knabbert. Die Arbeit mit den Pferden ist wie das Sein mit den Menschen.

Pferde

Es ruft in mir nach Tava. Sie schaute mich immer wieder an, als ich gestern die anderen Pferde holte. Heute geh ich zu ihr, sie kommt zu mir, wir gehen zusammen. Innigkeit, pur und rein. Auf der Sommerweide lass ich sie frei, leg mich ins Laub, mitten in die Sonne, und gebe mich meinen Träumen hin. Genieße mich und dieses Sein.

Nach einer Weile spür ich etwas an meinem Knie – es ist Tava, sie schubst mich. Zeit, weiterzugehen. So selbstverständlich und doch so speziell, wie sie mir Zeichen gibt. Das ist Glück für mich.

23.1.2020

Heilung

Abend in der Jurte. Ich liege im Bett. Über mir das Rund des Himmels, die Glaskuppel, durch die ich die Sterne sehe. Das Feuer singt, und von draußen höre ich zwischendurch Pferdetrampeln, Schnauben. Auch der Wind treibt sein Spiel am Jurtendach. So wohlbehütet in mir ruhend und verbunden mit dem Raum um

mich lass ich mich langsam hinübergleiten in den Schlaf. So heilsam.
Als ich vor Monaten hierherkam, war ich ausgelaugt. Auf Grund gelaufen und überrascht davon, überrumpelt. Anfangs war ich meistens in der Jurte, mitten in der Natur, Regen, Sturm und Wind von draußen in mir drin. Klausur, scheu bei Menschen. Nichts von meiner alten Welt ließ ich herein, ich brauchte nur Zeit, um hier zu sein, mit mir. Jeden Tag von Neuem mich auszuhalten, rausgerissen aus dem Trott, der mir Halt zu geben schien wie ein Korsett, unter dem man nicht sah, wie abgemagert ich schon war.

Die Jurte – meine Höhle, meine Kirche. Die Menschen auf dem Hof kamen und gingen, waren mein Netz, die Pferde meine Verbindung. Mein Boden wuchs. Und zwischendrin fuhr ich nach Wien, hab die Impulse aufgesogen, Saatgut für meinen Boden.
Dann, langsam, erste Gehversuche zurück nach Hause, zarte Neubefühlung mit der alten Welt, meiner Familie. Nur mit den Zehenspitzen. Dann immer mehr. Ich finde den Weg in meine Mitte immer wieder, spüre meinen guten Boden, wenn ich auch ab und zu ganz nah am Abgrund bin. Und immer wieder achtsam sein, nicht in die alten Sümpfe treten, das Neue leben.

Jetzt ist es mir, als webte sich die alte Welt in meine neue Welt hier ein. Und der Abschied von hier klopft an, mit Dankbarkeit, Abschiedsweh und Zuversicht. Die Momente werden dichter. Die Sterne durch das Jurtenfenster klarer. Alles ist endlich, doch im Herzen bleibt es ewig.

24.1.2020

Erwartungen

Erwartungen kommen wieder. Nicht die von anderen an mich, oder von mir an mich. Sondern die von mir an andere. Das ist besonders schwierig, immer wieder loszulassen, auch andere frei zu sehen, genauso wie ich frei bin. Heute wurde meine Erwartung an einen Menschen von ihm nicht erfüllt, darauf folgte erstmal meine Wut auf ihn, danach die Wut auf mich, dass ich erwartet hatte, und dann die Traurigkeit, als ich losließ. Danach war ich wieder eingemittet.

Gefühle kommen lassen, gehen lassen. Auch wenn es Mut braucht. Wie beim Spinnen, die Wolle halten, lösen. Ich schau mir zu, ermuntere mich. Und dann, wenn die Gefühle gezeigt sind, ist der Kanal wieder frei. Sie kommen lassen, gehen lassen. So webt sich das Leben. Danach fühl ich mich so frei! Ich war mutig heute. Und so lebendig!
Wenn die Worte kommen, schreibe ich sie auf, das ist Respekt den Worten gegenüber.

Pferde

Wieder hole ich die zwei Wallache von der Weide. Tarian kommt leicht. Auf Eros gehe ich sanfter zu, erwarte wenig, um nicht zu sagen: nichts. Ich gebe ihm Zeit, und mir. Er geht davon, ich mache ein paar Schritte auf ihn zu, bleibe stehen, immer im inneren Gespräch mit ihm. Nach Kurzem kommt er auf mich zu. Ich halftere ihn an und dann: ein dicker Kuss von Eros. Wie das kitzelt und vibriert. Nähe, Angst, Vertrauen.
Auf dem Spaziergang saust Tarian mir erneut davon, diesmal weiter, aufgeregter. Ich lasse ihn los, lasse los, damit er ›geigen‹ kann. Und bleibe ruhig. Er kommt zurück. Danach ist er freigeputzt, hat seine Aufregung ausgelebt und geht entspannt neben mir her. Zulassen, loslassen, frei werden.

25.1.2020

Sicherheit

Ich brauche Sicherheit, wenn ich mich Menschen zeige. Nah und offen. Ich hab mich gestern damit überfordert.
In meinem nächtlichen Traum sause ich die Straße mit Rollschuhen abwärts, kenne den Weg nicht, kann grad noch bremsen, mit geschickten Hüpfern zwischendrin. Ein richtiges Manöver. Und ziemlich knapp. Dabei gibt's eine Treppe, die die Kurve schneidet. Sie führt genau dorthin, wo ich jetzt stehe. Ich atme auf im Traum und weiß, dass es auch andere Wege gibt und diese Rutschpartie nicht weitergehen muss. Es sind verschiedene Wege offen. Ob ich das nächste Mal die Treppe nehme?

Pferde

Ich genieße es sehr, wenn die Pferde ihren Kopf an mir reiben, so stark, so kräftig, so vertrauensvoll. Anfangs war das anders.
Rückblick: Nach ein paar Tagen hier auf dem Hof wage ich mich schon mutig allein auf die Pferdeweide, warte in der Nähe eines Baumes, der mir im Notfall als Rückzug dienen sollte. Die ganze Herde kommt zu mir her – fantastisch! Kurzes Beschnuppern, kleine Begrüßung, viele gehen wieder. Zwei, drei Pferde bleiben da. Als eines seinen Kopf an mir reiben möchte, habe ich Angst und flüchte mich hinter den Baum, den wohlausgesuchten Schutz, spähe ängstlich dahinter hervor. Man weiß ja nie. Das Pferd schaut zu mir, wirkt verdattert, so quasi: »Was hat denn die?« Und trottet dann davon.

25.1.2020

Abschied

Der Ofen ist still. Auch sonst keine Töne. Der Abschied ist nah. Ich bin noch nicht bereit zu gehen, habe zum Glück noch eine Woche. Viel ist getan. Und vielgefühlig geht es mir. Voll von Liebe bin ich für die Menschen und die Tiere, für die Arbeit mit Franz und Pferd, für alles. Und da ist auch der Abschied, der sich jetzt in mein Bewusstsein drängt, mir Tränen bringt. Die Dankbarkeit, die darin schwingt, dass ich die Zeit hier so hab leben dürfen. Da ist die Freude, dass es Petra gibt, grad in der Jurte nebenan, unsere Gespräche, ihre feine Art und unsere Offenheit. Da ist die Lust, mir Dinge für die Wohnung einzukaufen, für meinen Neubeginn zu Hause.

Die Vielgefühligkeit darf sein, ich nehme sie wahr und gebe ihr Raum. Gleichzeitig ist auch eine Seite da, die zuschaut, wertschätzt, auf ihrem Weg bleibt. Sie weiß, dass wir Gefühle haben, sie aber nicht sind. Und darum hütet die zuschauende Seite meine Befindlichkeit vor den Gefühlen, indem sie beide voneinander trennt. Sie hütet meinen heiligen Ort, damit ich mich an ihm befinde, diesen inneren Ort der Ruhe, wo mein tieferes Wesen wohnt. Befindlichkeit, die meinen Tag bestimmt.

Pferde

Mitten in Aufruhr, meine Welt gerät vorübergehend aus den Angeln. Abschied. Ich gehe zu den Pferden, will nichts von ihnen, nur bei ihnen sein. Sie kommen zu mir, näher als sonst, so scheint's. Dann wieder Tava. Geht auf mich zu, in schnellem Schritt. Ich kraule sie, spüre ihr Fell, unsere Nähe, auch mein Weh vorm Gehen. Dann führe ich sie angehalftert auf den Hang hinauf. Noch immer auf der Weide lehne ich mich an einen Baum. Das Jurtendorf, der Hof, die Herde – von hier oben kann ich alles sehen. Alles das lasse ich zurück. Anderswo geht nun mein Leben weiter.

Was ist denn das? Tarian galoppiert mit zwei weißen Pferden zu uns hinauf, die anderen Tiere folgen nach. Was für ein wunderschönes, eindrückliches Bild! Die Mähnen wild im Wind, die Köpfe stolz erhoben. Ich bin beglückt und lasse Tava frei. Erst bleibt sie bei mir, dann geht sie grasen. Sie sind jetzt alle um mich, ich bin ein Teil der Herde. In Abschiedsweh und Glück bin ich mitten unter ihnen. Und in der Herde stehen ist wie in der Kirche sein. Heilig. Ich bin gesegnet. Danke.

26.1.2020

Ich liebe

Ein schöner Abend. Wir lachen viel, wie es zum Fondue auch gehört. Einer erzählt Geschichten – und alle kugeln sich vor Lachen. Kleine Ekstasen.

Die Arbeit mit den Pferden bringt mich so in Verbindung, tief, mit mir, mit allen – mein Herz ist offen, meine Sehnsucht für diese Innigkeit sehr groß. Ich hege sie und weiß, es ist alles da. Ich schaue in die Runde und fühle Liebe, alle leuchten. Und wenn ich gehe, gehe ich von Menschen, die ich wirklich schätze, in all ihren Farben, und nehme sie in meinem Herzen mit.

Pferde

Wir machen Fotos, nur kurz hat Franz den Eros freigelassen, sich ein paar Schritte weit entfernt – plötzlich reißt Tarian sich los! Die beiden preschen durch den Wald, heimwärts zu.
Über einen Steilhang versucht Franz, sie einzuholen. »Neugierig, ob i sie derwisch«, sagt er noch und gibt dann Tempo. Nicht ganz

so elegant wie die zwei Araberpferde, doch auch nicht schlecht. Er könnte fluchen. Tut er nicht.
Ich folge langsam nach. Er erwischt die Pferde knapp nicht und ich verpasse alle drei. Und kehre dann nach einer Stunde auch auf den Hof zurück. Etwas einsam, plötzlich abgeschnitten. Abschied war mein Thema mit den Pferden heute. »So sicher nicht«, meint Franz. »Das schreiben wir noch neu.«

27.1.2020

Pferde

Sie stehen da – und sind. Die Pferde. Es ist Heilung, einfach dadurch, dass sie sind. Für sich, mit sich, mit uns. Mitten in der Nacht höre ich sie schnauben, höre ihre Schritte. Schlafe wieder ein. Ich bin ein Teil der Herde, auch nachts. Im Morgengrauen ihre Silhouetten, sie stehen schlafend da, doch aufmerksam. Mein erster Gang am Morgen zur Toilette ist begleitet von ihren Blicken. Schon in Verbindung, schon im Jetzt. Schon in dieser starken Sanftheit, die nichts will und trotzdem ist. Pferde.
Sie schmelzen mich, es taut in mir. Nur sie zu sehen, reicht schon. Sie sind ganz da. Sie gehen durch meine Mauern hindurch, als gäbe es keine. Einfach, weil sie sind.

Pferde

Oh ja, sie sind ein Spiegel, in dem wir vieles sehen, wenn wir hineinschauen! Zu viert trotten wir wieder los, den gleichen Weg, den schmalen Pfad im Wald vor uns. Sich führen lassen und die Autonomie behalten. ›Führen‹ auch verstanden als ›Sicherheit geben‹. Mit diesem Fokus sind wir unterwegs. Die Pferde gehen wunderbar mit, schließen sich uns an. Jetzt kommt die heikle Stelle, wo letztes

Mal die Panik kam und beide Pferde ausgerissen sind. Sie sind sehr aufmerksam, leicht aufgeregt, doch lassen sie sich führen. Wir geben Sicherheit.

31.1.2020

Der letzte Tag

Von diesem Hof zu gehen, ist ein Stück liebgewordenes Neuland zurücklassen – und seine Menschen.
Ich gehe in großer Dankbarkeit, für Mensch und Tier.

Pferde

Noch einmal mit Tava. Sie steht weit hinten auf der Weide. Auf dem Weg zu ihr begrüßen mich einige Tiere, schnuppern, reiben ihren Kopf an mir – ich lasse mir Zeit. Es ist der letzte Tag, das letzte Mal für lange Zeit. Ich geh zu ihr, trete ein in ihr Feld, sogleich Herzensverbindung. Uraltes Vertrauen. In dieser Krise hat sie mich begleitet – hat sie es auch in früheren Leben schon getan?

Erneut führe ich sie angehalftert den Hang hinauf – Aussicht auf das Dorf und den Hof. Ein letztes Mal. Zum Abschluss will ich ganz gemütlich noch einmal mit ihr spazieren gehen. Wir bleiben eine Weile oben stehen. Jetzt galoppiert die ganze Herde zu uns hoch! Es wiederholt sich. Wieder löse ich ihr Halfter, lass die Tiere um mich grasen, bin Teil der Herde.

Dann halftere ich Tava an und wähle einen Weg, den ich mit ihr noch nie gegangen bin. Ich öffne den Elektrozaun, lasse uns beide durch und binde ihn dann sorgfältig wieder zu. Die Herde wird jetzt aufmerksam und schaut.

Wir gehen runter in die Senke und auf der anderen Seite hoch zur Wiese. Ich dreh den Kopf und sehe alle Pferde in unsere Richtung schauen, sie stehen aufgereiht hinter dem Zaun. Ich frage mich: »Wollen die mit?« Und überlege noch: »Können die raus?«. Doch sag ich mir: »Es gibt ja einen Zaun und der ist zu.«
Schon höre ich wildes Hufgetrampel, Laubgeraschel hinter mir. Auf der Weide liegt kein Laub, drum weiß ich, ohne zurückzuschauen, dass die Herde ausgebrochen ist. Dann sehe ich sie in der Senke, die wunderschönen Araberpferde, schnaubend, trabend, wiehernd, hin und her, ganz aufgeregt – sprachlos bin ich, überwältigt von der Schönheit, von der Kraft, vom Geschehen! Gleichzeitig weiß ich, dass es jetzt zu handeln gilt – denn sie sind wirklich alle draußen!

Sie galoppieren auf uns zu, die ersten Pferde halte ich auf, einarmig fuchtelnd, Tava an der anderen Hand – es sind zu viele, sie rennen rechts und links im Vollgalopp an mir vorbei.
Ruhe bewahren, Franz anrufen: »Franz, die Pferde sind draußen!«
Er, ganz ruhig: »Wos hässt des?«
Jetzt rasch mit Tava auf den Hof zurück. Ihr Sohn Tarian trabt mit. Dann geht alles ruhevoll und schnell. Halfter fassen, Auto starten, Pferde suchen. Auf einer fetten Wiese grast die Herde. Sehr zufrieden und entspannt. Die Leittiere werden angehalftert, wir gehen stallwärts. Die freien Pferde traben mit, galoppieren über Felder, kehren zu uns zurück, die Mähnen wild im Wind. Wunderschön! Stark und frei und doch verbunden. Freude pur! Ich genieße wieder diese Schönheit, diese Kraft – einzigartig!
Und bin natürlich auch bedrückt; es hätte ja schiefgehen können. Und dass mir das passierte… Dazu meint Franz beruhigend: »Die Pferde brechen aus, genießen ihre Freiheit auf der fetten Wiese und kehren dann freiwillig zurück – wunderbar!«

Und später, erst viel später, merke ich:
Dreizehn Araberpferde brechen aus, zu mir, mit mir – kraftvoll, wild, entschlossen, frei – ich mittendrin. Was für eine Kraft! Und

ich habe keine Angst, renne nicht davon. Bin überwältigt und begeistert, und trotzdem ruhig und klar – voll bewusst, was grad passiert.
Intensität des Lebens, ich bin durchdrungen – mein Aufbruch ins Neue!

Von meiner Tochter

Kleine Anleitung zum Heuschreckenfangen

Ich habe es auf trockenen Hügeln in Norditalien gelernt: Beim Heuschreckenfangen darf man nicht zögern.

Was soll ich sagen über dich? Dass du Birken magst? Dass du nicht mehr klammerst? Dass ich mich dir seit dem Danach viel näher fühle? Ich weiß nicht genau, wann das Danach begonnen hat. Noch nicht so lange her, glaube ich.

Die Gräser beobachten, stroh- und kupferfarbene Halme. Mit der Hand eine kleine Kelle formen. Und dann: Paff! Ich habe es diesen Sommer von dir gelernt: Beim Heuschreckenfangen darf man nicht zögern.

Heute Nachmittag habe ich mich auf mein weißes Sofa gesetzt, dem Straßenlärm zugehört und an unsere Tage diesen Sommer in Norditalien gedacht. An die Wanderungen, hohen Graswiesen und unsere langen Gespräche. Es waren vier Tage Mutter und Tochter, so schön wie lange nicht mehr.

Meistens bewegt sich die Heuschrecke nach dem Fangen ein wenig in der sanft geformten Faust. Knistert mit ihren Flügeln. Man kann sie jederzeit wieder freilassen.

Für mich begann es im August vor vier Jahren. Du wolltest eine Woche nach Italien fahren und warst dann plötzlich viele Monate weg. Ich erinnere mich an deine Stimme am Telefon und daran, wie es mir den Hals zuschnürte. »Ich kann gerade nicht nach Hause kommen. Das würde ich nicht schaffen.« Die Person am anderen Ende klang nicht wie meine Mutter. Brüchig, hilflos. Ich konnte das nicht verstehen wollen. Das war zu groß.

In der Schule habe ich einmal auf der Rauchertreppe zwei Kolleginnen von deinem Burnout erzählt und davon, dass du jetzt anders seist. »Wie anders?« Ich konnte nicht beschreiben, wie es dir ging. Du warst ja weg in Österreich. Sie haben mich in den Arm genommen und danach habe ich nicht mehr davon gesprochen.

Ich glaube nicht, dass Heuschrecken wissen, wohin sie hüpfen oder wo sie landen werden, wenn sie abspringen. Sie schnellen in die Luft wie Popcorn, wenn man den Deckel von der Pfanne hebt.

Als du aus Österreich zurückkamst, war das Familienleben auf einen Schlag anders. Du hattest so wenig Energie, so viele Erwartungen und schienst immer wieder sehr traurig.
Du wolltest Geborgenheit, aber nicht mehr die Mutter sein, die du mal warst. All das hat mich mehr belastet, als ich es je zugeben würde.
Man kann ein Heuschreckenfeld nicht kontrollieren. Man kann einer Heuschrecke nicht nachrennen. Sie ist zu schnell oder wird sich verkriechen unter den Gräsern.
In den darauffolgenden Monaten und Jahren haben wir unter anderem das Wohnzimmer umgestellt, eine Katze aufgenommen, und in der Küche ist jetzt immer Chaos.
Ich weiß nicht, wann ich dich zuletzt eine Tasse habe abwaschen sehen. Du bist weniger Hausmutter, dafür gehst du zu den Pferden im Nachbardorf und tanzt Salsa. Mein Vater und ich wurden damals während deiner Abwesenheit ein enges Team zu Hause. Einige Dinge haben sich seit deinem Burnout verändert. Andere nicht.
Sorgfalt. Den richtigen Moment erwischen. Mit der Hand aufs Gras schnellen und sie vorsichtig zu einer Faust schließen, dass sie innen noch hohl ist. Du willst der Heuschrecke ja nicht schaden, du willst sie einfangen. Mit genug Entschlossenheit. Wenn du die Hand zu spät schließt, kriecht sie unter den Gräsern davon. Und wenn du es zu früh machst, erdrückst du sie.
In der Familie sind die Rollen heute weniger starr. Jeder darf absagen. Wir schauen aufeinander, sind weniger einzelkämpferisch. Selbst ich getraue mich häufiger zu zeigen, wie es mir geht. Wann haben wir mit dieser echten Ehrlichkeit begonnen?
Und ich habe Demut von dir gelernt. Demut vor dem eigenen Prozess, vor der eigenen Wichtigkeit. Nicht, dass ich Demut jetzt beherrschen würde, doch du bist mir zu einem neuen Vorbild geworden. Anders, als wenn ich früher mit meinem Kinderherzen zu dir als Mama aufschaute. Jetzt stehen wir nebeneinander. Ein Teil von dir ist in mich eingeflochten und ich glaube, auch du siehst mich anders.

Während einer unserer Wanderungen in Norditalien sind wir auf trockene Hügel gekommen, wo es hohes Gras hatte und sich die Heuschrecken tummelten. Du hast eine gefangen und geprahlt, dass du dir das als Kind selbst beigebracht hättest. Natürlich musste ich das lernen. Wenn schon nicht als kleiner Knirps wie du, dann wenigstens mit einundzwanzig. Ich bin also diesen Feldweg entlanggekrochen und -gehüpft, voll fröhlichem Ehrgeiz. Wir kamen kaum vorwärts. Nach sicher zwanzig Versuchen habe ich fast eine gefangen. Und ihr dabei das eine Hinterbein abgequetscht, eingeklemmt in der Lücke zwischen kleinem Finger und Ringfinger.

Manchmal fällst du trotz allem in deine eigenen Fallen, brichst ein, und es wird ungemütlich. Stößt mich mit Worten von dir weg, verlangst Abstand und Verbindlichkeit, willst aber eigentlich Nähe. Es ist auch okay, wenn du ein wenig wie Oma wirst.

Ein paar Schritte weiter habe ich mich wieder auf den Boden gehockt und bin mit meinem Blick einer sandfarbenen Heuschreckendame mit grünen Sprenkeln gefolgt. Dann habe ich meine Hand langsam und bestimmt abgesenkt. An meiner Handinnenfläche spürte ich sie sitzen. Sie bewegte sich kaum. Als ich meine Faust vorsichtig öffnete, kroch sie bedächtig über meine Finger.

Man muss nichts geben, was man nicht hat. Leute zu enttäuschen, gehört dazu.

Mittagsschlaf unter Birkenbäumen, um uns herum das Zirpen der Heuschrecken. »Wie hast du das überhaupt gelernt, das Heuschreckenfangen?« Du erzählst. Mit neun oder zehn Jahren hast du in den Ferien ein rötliches Tigerkätzchen entdeckt, das vergeblich versuchte, Heuschrecken zu fangen. Und weil es so viel Mühe hatte, hast du die Heuschrecken gefangen für das Kätzchen und es damit gefüttert. Die Finger so zu einem spitzigen Kussmündchen geformt, dass die Heuschrecke dazwischen rausschauen konnte. Das hast du dem Büsi vor die Schnauze gehalten. Und das Büsi hat gefressen. An das Surren an den Fingerbeeren, wenn die Heuschrecke zappelte, erinnerst du dich noch immer.

Heute Nachmittag habe ich mich auf mein weißes Sofa gesetzt, dem Straßenlärm zugehört und an unsere Sommertage in Norditalien gedacht. Ans Heuschreckenfangen, unsere Witze und das Plantschen im See. Daran, wie warm und ehrlich unsere Beziehung nach deinem Burnout werden konnte. Und dann habe ich geweint, weil ich dich so liebe.

Mica

Nachwort

Wie jede Krankheit, jede Krise ist auch ein Burnout eine Chance für eine wesentliche Wegkorrektur. So bin ich meinem Leben dankbar, dass es mich auf diese Weise aufgerüttelt hat und ich nicht umhingekommen bin, hinzuschauen, loszulassen, neu zu bauen.

Ganz im Sinne dieser Worte, die in einer leichten Melodie zu mir gekommen sind: Wenn man nichts mehr zu verlieren hat, wenn man alles verloren hat, das ist da, wo das Leben beginnt.

Quand on a plus rien à perdre
quand on a tout perdu
c'est là où commence la vie.

Dank

Danke allen Menschen vom Pferdehof und vom Seminar, meinen Freunden und Freundinnen in Österreich und der Schweiz, meinem Hausarzt, meiner Case-Managerin, den Selbsthilfegrüpplern, meiner Psychotherapeutin, meiner medialen Helferin, und meinem Mann, meinen beiden Töchtern, meinem Sohn und allen Menschen, die mich ein Stück begleitet haben auf diesem Weg. Und den Tieren.

Danke allen, die mir geholfen haben, das Buch werden zu lassen: meinen Freunden und Freundinnen für ihre ehrlichen Rückmeldungen, meinen Verlegern und meiner Lektorin, die mich ausdauernd und warmherzig begleitet haben, meiner Fotografin, die mit mir »durchs Wasser ging«, und ihrem Lachen, meiner Grafikerin mit ihrer wunderbar feinen Handschrift, meiner Familie für ihr Da-Sein und vor allem meiner jüngeren Tochter, die mir gefragt und ungefragt wertvolle Feedbacks gegeben hat. Es hat mir sehr viel Freude gemacht, mit euch zusammen dieses Buch zu gestalten.

Die Autorin

Frida Stein ist Lehrerin und Mutter von drei erwachsenen Kindern. Sie wohnt mit ihrem Mann in der Nähe von Zürich. Frida liebt es, genau hinzuschauen, was in und zwischen den Menschen spielt und hat sich unter anderem in Gewaltfreier Kommunikation und durch Weiterbildung in Mediation vertieftes Wissen dazugeholt – was sie nicht vor dem Burnout bewahrt hat. Im Alter von 57 Jahren ist ihre Welt eingebrochen – und über diesen enormen Wandel schreibt sie.